Kolloidales Silber: das vergessene Heilmittel

Wie einfaches Silberwasser Ihre Krankheiten heilt, bekannte Alltagsbeschwerden lindert und sogar im Haushalt eigesetzt werden kann

inkl. Anleitung, um kolloidales Silber selbst herzustellen

Martina Kohl

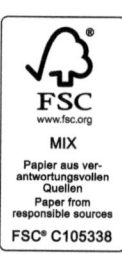

Alle Ratschläge in diesem Buch wurden sorgfältig erwogen und geprüft. Eine Garantie kann dennoch nicht übernommen werden. Eine Haftung des Autors beziehungsweise des Verlags für jegliche Personen-, Sach- und Vermögensschäden ist daher ausgeschlossen.

INHALT

Das erwartet Sie in diesem Buch

Silber ist den meisten von uns vor allem als Edelmetall, das viele Jahre als Währung im Einsatz war, bekannt. Doch wussten Sie, dass diese glänzende Substanz seit Jahrhunderten im medizinischen Bereich Anwendung findet und diese Anwendungen ihre Aktualität auch heute nicht verloren haben? Den Silberpartikeln, die so klein sind, dass sie nicht einmal durch Lichtmikroskope sichtbar gemacht werden können, schreibt man zahlreiche heilende Eigenschaften zu – im Inneren des menschlichen Körpers wie auch zur äußerlichen Anwendung. So erscheint das Silber in der heutigen Zeit, in der Antibiotika-Behandlungen immer mehr Überhand zu nehmen scheinen, als günstige und einfache Alternative, um Viren und Bakterien Einhalt zu gebieten.

Erfahren Sie in diesem Buch alles über das kolloidale Silber, von der Herstellung des Allzweckmittels über die Wirkungsweise auf biologisch-chemischer Ebene bis hin zu den verschiedenen Beschwerden, bei denen es Linderung verschaffen kann. Auch die Risiken, die mit einer Behandlung von kolloidalem Silber einhergehen, werden erläutert und die Ergebnisse einiger Studien werden miteinbezogen.

Die Theorie hinter dem kolloidalen Silber

GESCHICHTE DES SILBERS IN DER MEDIZIN

Schon dem Papyrus Ebers, einem der ältesten erhaltenen Schriftstücke der Menschheitsgeschichte, kann man entnehmen, dass Silber im antiken Ägypten seine Anwendung im medizinischen Bereich fand.

Das auf ca. 1500 vor Christus geschätzte Papyrus enthält einige der frühesten Beschreibungen von Krankheiten, deren Symptome und auch Behandlungsweisen. So wurde Silber schon zu Zeiten der Pharaonen in Wundverbänden genutzt, um etwaige Infektionen zu behandeln bzw. diesen vorzubeugen. Im alten Rom waren Silbergefäße im Einsatz, um Wasser und Lebensmittel länger haltbar zu machen.

Selbst Paracelsus, der Urvater der mittelalterlichen Medizin, nutzte im Rahmen seiner Auffassung der damaligen Alchemie, Spagyrik genannt, das glänzende Edelmetall und seine desinfizierenden Eigenschaften.

So war es unter Seefahrern auch weit verbreitet, Silbermünzen in Wasserfässern versenkt mitzutransportieren, um die Reserven für lange Überfahrten von Keimen freizuhalten. Im 20. Jahrhundert dann wurde Silber zur Behandlung von Neugeborenen genutzt, da es zu jener Zeit häufig vorkam, dass sich die Kinder während der Geburt mit Gonorrhoe auslösenden Bakterien infizierten, die nicht selten Blindheit verursachten. So wurde den Neugeborenen eine schwach konzentrierte Silbernitrat-Lösung in

die Augen geträufelt, um die Bakterien abzutö-
ten. Selbst in Deutschland war diese Credé-Pro-
phylaxe genannte Verfahren bis 1986 Teil der
U1-Pflichtuntersuchung. Nach der Entdeckung
des Penicillin 1928 durch Alexander Fleming
und den daraus resultierenden Siegeszug der
Antibiotika verlor Silber jedoch immer mehr
seine medizinische Bedeutung.

In der heutigen Zeit sind diese Arzneimittel
verantwortlich für die Quasi-Ausrottung einiger
Krankheiten wie bspw. der Pest. Jedoch entwickeln immer mehr Bakterien-Stämme Antibio-
tika-Resistenzen und könnten so zu einer immensen Gefahr für die Menschheit werden, die
dann ohne Hilfe dastehen könnte. Unter diesem
Gesichtspunkt rückt das Silber nun wieder in
den Fokus zu Behandlung von Infektionen.

WAS IST KOLLOIDALES SILBER?

Als Kolloid, was, aus dem Griechischen übersetzt, so viel wie „leimartig" bedeutet, bezeichnet man im chemischen und physikalischen Zusammenhang kleinste Teilchen, die in einem Medium wie beispielsweise Wasser verteilt sind. Die Teilchengröße liegt im Mikro- bis Nanometer-Bereich, also dem Millionstel bzw. Milliardstel eines Meters.

Beim kolloidalen Silber liegt die Größe dieser Kleinst-Teilchen meist zwischen 1 und 100 Nanometern. Diese Größe liegt in einem Bereich, in dem Lichtmikroskope nicht mehr ausreichen, um die Teilchen sichtbar zu machen und hochmoderne Elektronen-Mikroskope zum Einsatz kommen. Wir halten also fest: kolloidales Silber besteht aus Silber-Teilchen, die fein verteilt in einem Medium vorliegen.

Meist ist dieses Medium Wasser, woher auch die Bezeichnung „Silberwasser" für das kolloidale Silber herrührt. Um aufzuzeigen, wie viele Silberteilchen im Wasser bzw. dem

Medium sind, benutzt man die in der Chemie weit verbreitete Bezeichnung ppm. Dies bedeutet „parts per million" und gibt somit also an, wie viele Teilchen von 1 Millionen vorhandenen Teilchen Silber-Teilchen sind. Diese verschiedenen Konzentrationen sind mit dem Auge nicht zu unterscheiden, sondern einzig Untersuchungen mittels Elektronen-Mikroskop oder der pH-Wert können Aufschluss darüber bringen.

HERSTELLUNG KOLLOIDALEN SILBERS

Es existieren verschiedene Methoden, um kolloidales Silber herzustellen. Zunächst ist da die mechanische und offensichtlichste: Das Zermahlen von Silber. Dabei kommen sogenannte Kolloidmühlen zum Einsatz, die in der gesamten Pharma-Industrie zur Herstellung von Salben oder Pasten verbreitet sind. Dabei wird das Silber mit einer immens hohen Drehzahl zermahlen, bis es die gewünschte Teilchengröße erreicht hat. Außerdem gibt es die Möglichkeit, kolloi–dales Silber rein chemisch aus Silbersalzen herzustellen. Silbersalze sind chemische Verbindungen, in denen das positiv geladene Silber mit einem negativ geladenen Teilchen wie bspw. dem Chlorid eine Bindung eingeht. Durch die sogenannte Reduktion, was der chemische Begriff für eine Elektronenaufnahme ist, kann man aus solchen Salzen das kolloidale Silber erhalten. Diese Methode entspricht jedoch stark der Vorstellung eines Chemikers in seinem Labor.

Die dritte große und im Falle des kolloidalen Silbers wohl am meisten verbreitete Methode ist die Elektrolyse. Dies ist ein chemisches Trennverfahren, bei dem elektrische Energie in chemische Energie umgewandelt wird, was man sich quasi als Gegenstück zu dem Prozess vorstellen kann, der in einer Batterie vorgeht.

Für die Elektrolyse werden zwei Silberstäbe, die über eine Stromquelle verbunden sind, in destilliertes Wasser gegeben. Dabei ist es sehr wichtig, dass es sich um destilliertes, also reines Wasser handelt. Leitungswasser oder gar Mineralwasser enthält diverse Elektrolyte, die im Trinkwasser für den Menschen lebensnotwendig sind, bei der Elektrolyse jedoch zu ungewollten Reaktionen führen würden. So würde das Silber mit ihnen reagieren und so Silbersalze bilden, die bei der späteren Behandlung im besten Fall ungewollt, im schlechtesten jedoch auch schädlich wären.

Durch das Anstellen der Stromquelle an den Stäben haben die beiden Stäbe unterschiedliche elektrische Ladungen. Der eine ist positiv geladen, man nennt ihn Anode, der andere negativ geladen. Der negativ geladene Stab wird Kathode genannt und an eben dieser Kathode gehen durch den elektrischen Strom sogenannte Silber-Ionen in das Wasser über. Dabei bedeutet „Ionen", dass die Teilchen eine Ladung besitzen. Im Falle des Silbers sind diese positiv geladen.

KOLLOIDALES SILBER SELBST HERSTELLEN

Sollten Sie für den eigenen Gebrauch selbst kolloidales Silber herstellen wollen, so ist auch dies möglich. Es sei jedoch gesagt, dass die Konzentration von Silberwasser, das in den eigenen vier Wänden hergestellt wurde, nicht genau bestimmt werden kann, weder bei der Herstellung selbst noch im Nachhinein.

Das Wasser, das als Medium für die Silberpartikel dient, sollte unbedingt destilliertes Wasser aus der Apotheke sein. Nur wenn Sie dieses destillierte Wasser kaufen, das dediziert für medizinische Zwecke hergestellt wurde, ist garantiert, dass es den Ansprüchen für kolloidales Silber genügt.

Destilliertes Wasser aus dem Baumarkt genügt diesen Qualitätsansprüchen nicht. Von den genannten Methoden zu Herstellung von kolloidalem Silber ist die am besten geeignete klar die Elektrolyse. Jedoch benötigen Sie dafür gewisse Utensilien.

Wie im vorherigen Kapitel beschrieben, sind eine Stromquelle und zwei Silberstäbe nötig. Diese drei Komponenten kann man so zusammen als einen sogenannten „Silbergenerator" kaufen. Dieser sollte mindestens eine Spannung von 30 Volt garantieren und ebenso ist eine automatische Überwachung der Leitfähigkeit sinnvoll. Dies ist wichtig, da aus der Leitfähigkeit auf die Konzentration geschlossen wird. Das liegt daran, dass ausgehend vom reinen, destillierten Wasser, das eine sehr schlechte Leitfähigkeit besitzt (da ja sämtliche Elektrolyte „entfernt" wurden), die Leitfähigkeit mit ansteigender Anzahl an Silberionen ebenso zunimmt. Auch sollten Sie beim Kauf, gerade im Online-Handel, auf einen seriösen Anbieter achten.

So gibt es immer wieder Hersteller, die ihre Produkte mit Versprechungen, der Generator würde auch mit Mineralwasser funktionieren, oder anderen unseriösen Aussagen vermarkten. Ebenso ist darauf zu achten, dass die Reinheit der verwendeten Silberstäbe nachzuweisen ist und entsprechend hoch bei fast 100 % liegen sollte. Ein weiterer wichtiger Aspekt bei der Suche des richtigen Anbieters ist es, dass er auswechselbare Stäbe anbietet. Diese verlieren bei jeder Anwendung an Masse, da ja Silberionen in das Wasser übergehen.

Bei häufiger Verwendung des Silber-Generators kann es also durchaus dazu kommen, dass die Silberstäbe zu dünn werden. Zur Herstellung direkt sollte man strikt nach der Bedienungsanleitung des entsprechenden Gerätes vorgehen. Außerdem ist es ratsam, den Generator nur in Glasgefäßen zu verwenden, um etwaige Wechselwirkungen zu vermeiden.

Die Elektroden sollten nach Gebrauch immer mit einem trockenen Tuch gereinigt werden, da verbleibendes Wasser nur Korrosion fördern würde. Zur Aufbewahrung des Silberwassers sollte ein geeignetes, lichtundurchlässiges Braunglas-Gefäß verwendet werden, kann doch die UV-Strahlung zu einer Qualitätsminderung des kolloidalen Silbers beitragen.

WIRKUNGSWEISE

Wie bereits im Kapitel zur Herstellung erwähnt, liegen die Silber-Teilchen also mit einer bestimmten, nämlich einer positiven, Ladung vor. Diese positiv geladenen Teilchen nennt man Kationen. Und eben dieser Umstand ist für das breite Wirkungsspektrum des kolloidalen Silbers verantwortlich. Durch die positive Ladung der Silber-Partikel reagieren diese mit den schwefelhaltigen Teilen in Aminosäuren, also Teilen von Proteinen.

Dies geschieht aufgrund der Ladung des Schwefels, die negativ ist. Somit zerstört das Silber also vorhandene Protein-Strukturen und eben diese Strukturen sind es, die Mikroorganismen wie z.B. Bakterien oder Pilze ausmachen. Durch die Reaktion des Silbers mit den Proteinen wird der Mikroorganismus unschädlich gemacht bzw. seine Form zerstört. Im Falle unseres kolloidalen Silbers, in dem unzählige Nanosilber-Partikel vorliegen, führt ebendiese hohe Teilchenzahl zu einer immensen Ober–

fläche, an denen diese Reaktion vonstattengehen kann. Dies lässt sich gut mit der Wirkungsweise eines Inhalators vergleichen.

Dort wird das Inhalat, bspw. eine Salzlösung, auch in unendlich feine Tröpfchen bzw. Aerosole „zerstäubt", sodass es in den oberen Atemwegen besser aufgenommen werden kann. Die starke Wirkung des Nanosilbers auf Bakterienstämme lässt sich durch dessen Fähigkeit, durch die Zellwand ins Innere der Zelle einzudringen, erklären.

Diese direkte Zerstörung durch Reaktionen mit Proteinen ist der Grund, warum kolloidales Silber bei allen Arten von Viren und Bakterien wirkt. Anders als Antibiotika, die bspw. bei einer Mutation einen Virus nicht mehr eliminieren können, wirkt das Silber dennoch. Sie haben bereits die Konzentrations-Angabe „ppm" kennen gelernt. Es lässt sich sagen, dass erste antibiotische Effekte ab einer Konzentration von 8 ppm vorkommen.

Die Anwendung kolloidalen Silbers am Menschen

WIE IST KOLLOIDALES SILBER ANZUWENDEN?

Nun, da Sie die theoretischen Grundlagen des kolloidalen Silbers, seine lange Tradition im medizinischen Gebrauch und vor allem seine Wirkungsweise kennen gelernt haben, kommen wir nun zum praktischen Teil. Es gibt einige Möglichkeiten, kolloidales Silber äußerlich als auch innerlich anzuwenden.

Im Folgenden werden die verschiedenen Beschwerden, bei denen das kolloidale Silber Linderung verschaffen kann, die Arten der Anwendungen und auch die am besten geeigneten Konzentrationen der jeweiligen Anwendung näher erläutert.

Äußerliche Anwendung

Es liegt nahe, dass die Anwendung von kolloidalem Silber äußerlich schier unbegrenzte Möglichkeiten bietet. Es kann Linderung bei so gut wie allen entzündlichen Hautkrankheiten verschaffen. So gibt es schon seit langer Zeit die Behandlung von Warzen mit dem sogenannten „Höllenstein", einem Stein aus Silbernitrat.

Grundsätzlich gilt bei der äußerlichen Behandlung mit kolloidalem Silber, dass eine höhere Konzentration, also eine höhere ppm-Zahl, anzuraten ist. Dies liegt daran, dass die Risiken, auf die wir in diesem Buch später noch zu sprechen kommen, vor allem bei der innerlichen Anwendung bestehen. Es gibt verschiedene Arten, das Silber auf der Haut aufzutragen. So lässt sich bspw. das Silberwasser einfach mit einem Handtuch oder Papiertaschentuch tränken und die betroffenen Stellen damit einreiben. Dies ist vor allem dann eine gute Wahl, wenn es sich um keine offenen Stellen der Haut handelt.

Das kolloidale Silber lässt sich so sehr gut auf einer Oberfläche verteilen. Selbstverständlich ist hierbei darauf zu achten, dass es sich um ein möglichst sauberes Tuch handelt, um weiteres Verunreinigen der Haut zu verhindern. Das Einreiben mit dem Silberwasser kann bei allen Arten von Hautausschlägen, Warzen, Pickeln und anderen Unreinheiten zu einer Verbesserung verhelfen. Bei offenen Stellen der Haut wie aufgekratzten Pickeln, aggressiveren Hautauschlägen oder Schnittwunden empfiehlt es sich, das Silberwasser vorher in eine Sprühflasche zu füllen.

So können unnötige Schmerzen durch Druck vermieden werden. Ein sehr wichtiges Einsatzgebiet des Silbers stellen chronisch entzündliche Hautkrankheiten wie Neurodermitis und Schuppenflechte dar. Schon früher wurde Menschen mit Neurodermitis Kleidung empfohlen, in denen Silber miteingearbeitet ist. So ist es wenig verwunderlich, dass auch die Anwendung von Silberwasser vielen Betroffenen hilft, besser mit der Erkrankung umzugehen.

Auch Menschen, die unter unangenehmem Fußgeruch, den umgangssprachlichen „Käsefüßen" leiden, könnten vom kolloidalen Silber profitieren. So kann das Silberwasser in der Sprühflasche als Fuß-Deodorant fungieren. Eine sehr gute Möglichkeit für die äußerliche Anwendung von kolloidalem Silber ist die Herstellung einer Salbe bzw. Creme.

Dafür muss man einfach ein Pflanzenfett in ein Glas füllen und dieses dann in einem Wasserbad erhitzen. Dafür eignen sich besonders gut Fette, die ohnehin einen positiven Effekt auf die Haut haben. Denkbar sind z.B. Olivenöl, Kokosfett oder Ähnliches. Zusätzlich gibt man etwas Bienenwachs in die Masse, was die Konsistenz positiv beeinflusst und auch einen haut–

pflegenden Aspekt mit sich bringt. Dann wird das Silberwasser langsam eingerührt, während man die Temperatur reduziert. Während des Abkühlens sollte immer weiter gerührt werden. Zusätzlichen Einfluss auf das Ergebnis kann es auch bringen, wenn man noch ätherische Öle zur Creme hinzufügt.

Besonders bewährt hat sich dafür das Teebaumöl, das die heilenden Effekte des Silberwassers wunderbar unterstützt. Diese Creme kann besonders gut bei Akne und entzündeten Stellen der Haut helfen. Nachfolgend noch ein paar konkrete Verletzungen bzw. Erkrankungen mit entsprechenden Handlungsempfehlungen.

Hämorrhoiden

Eigentlich ist die Funktion dieser Gewebspolster die Abdichtung des Darmausganges nach außen hin. Durch verschiedene Faktoren wie z.B. zu starkes Pressen beim Stuhlgang oder schlechte Ernährung, können sich diese Hämorrhoiden jedoch stark vergrößern. So sehr, dass sie beim Stuhlgang mit nach außen gepresst werden und dabei aufreißen. Zu merken ist dies an einem brennenden und juckenden Schmerz am After und oftmals auch blutendem After.

Helfen kann bei dieser unangenehmen Krankheit, die betroffenen Stellen mehrmals täglich mit bis zu 30 ppm konzentriertem Silberwasser zu besprühen. Ein Aufbringen des kolloidalen Silbers mithilfe von Wattepad oder Tuch sollte vermieden werden, da zu starker Druck auf die Hämorrhoiden schmerzhaft sein kann.

Akne/Abszess

Die meisten Menschen machen in ihrer Jugend und Pubertät Bekanntschaft mit den entzündlichen Pickeln, die vor allem im Gesicht, aber auch auf dem restlichen Körper vorkommen können. Mehrmaliges Einreiben der betroffenen Stellen mit Silberwasser mit 25 bis 30 ppm kann gegen die lästigen Hautunreinheiten helfen. Auch die bereits erwähnte, selbst hergestellte Creme mit Silber kann helfen. Sollte sich ein solcher Pickel stärker entzünden oder gar ein Abszess daraus entstehen, kann dasselbe Prozedere mit stärker konzentriertem Silberwasser genutzt werden und zusätzlich zweimal täglich einen Esslöffel 15 ppm Silberwasser einnehmen.

Bartflechte (Folliculitis barbae)

Diese entzündliche Verletzung der behaarten Haut, meistens der Bartgegend, wird vom Bakterium Staphylococcus aureus verursacht und führt zu schmerzhaften, pickelähnlichen Geschwülsten an den Haarbälgen. Bei einer Bartflechte sollte etwas höher konzentriertes kolloidales Silber verwendet werden. Es bietet sich eine Konzentration von 30 bis 40 ppm an, um das Silberwasser mittels eines Wattepads mit leichtem Druck auf die betroffenen Stellen einzumassieren.

Warzen

Diese gutartigen Hautwucherungen werden durch humane Papillom-Viren verursacht. Sie kommen häufig bei Kindern und Jugendlichen vor, sind jedoch quasi ungefährlich und bringen auch meistens keine unangenehmen Wirkungen wie Juckreiz oder Schmerz mit sich.

Nichtsdestotrotz stellen sie mindestens eine optische Beeinträchtigung dar. Aufgrund der Hartnäckigkeit von Warzen gegenüber den meisten konventionellen Behandlungsmethoden sollten Betroffene die Wirkung des kolloidalen Silbers auf die Wucherungen ausprobieren.

Am besten geeignet ist hierfür ein Umschlag mit Silberwasser an der betroffenen Stelle. Das Silber sollte mindestens mit 30 ppm vorliegen und die Anwendung sollte mindestens einmal am Tag erfolgen.

Hautpilz / Fußpilz

Hautpilze sind natürlicherweise auf der Haut vorhanden. Erst wenn die Haut vorgeschädigt ist wie im Falle von Verletzungen oder einem stark geschwächten Immunsystem, können sie der Haut Schäden zufügen.

Je nach Schwere der Pilzinfektion kann bereits das Aufsprühen von 25 ppm Silberwasser helfen, sollte jedoch eine stärkere Infektion vorliegen, sind Umschläge mit Silberwasser mit bis zu 40 ppm angebracht.

Bei besonders hartnäckigen und chronisch verlaufenden Hautpilzen kann auch darüber nachgedacht werden, das betroffene Körperteil in Silberwasser zu baden. Dies ist so vor allem beim Fußpilz empfehlenswert, da sich dieser vor allem in den Zehenzwischenräumen festsetzt und das Baden so sicherstellt, dass auch wirklich alle Stellen vom Silberwasser erfasst wurden.

Nesselsucht (Urtikaria)

Diese häufig auftretende Hauterkrankung macht sich durch schmerzhaft juckende rote Hautquaddeln bemerkbar. Ursachen für die Nesselsucht sind meist Allergien oder Nahrungsmittel- und Medikamentenunverträglichkeiten.

Zur Behandlung eignet sich vor allem die beschriebene, selbst hergestellte Salbe/Creme.

Neurodermitis

Diese chronisch entzündliche Hautkrankheit stellt für Betroffene eine regelrechte Plage dar. Wie bereits erwähnt, wird seit mehreren Jahrzenten schon Silber in Kleidungsstücken zur Behandlung eingesetzt.

Bei einer starken Neurodermitis ist der Gang zum Arzt ratsam. Jedoch kann auch dann kolloidales Silber unterstützend eingesetzt werden. Da die haut von Neurodermitis-Patienten ohnehin chronisch ausgetrocknet ist, bietet sich besonders gut die selbst hergestellte Creme / Salbe an. Jedoch kann auch das Aufsprühen von Silberwasser mit 25 ppm gerade den schmerzenden Juckreiz unterbinden.

Verbrennungen

Verbrennungen wie auch ein Sonnenbrand sollten bei schlimmer ausfallender Größe und Schwere unbedingt von einem Arzt behandelt werden. Bei kleineren und weniger stark ausfallenden Verletzungen kann man das Silberwasser jedoch sehr gut zur Selbstbehandlung nutzen. So bietet sich hier eine kombinierte Behandlung aus den Säften der Aloe Vera-Pflanze und Silberwasser an. Geeignet wäre z.B. ein abwechselndes Einreiben mit Aloe Vera und Silberwasser mit 25 bis 30 ppm über mehrere Tage hinweg.

Windeldermatitis

Durch zu viel Feuchtigkeit in einer Windel kann sich die Haut von Kleinkindern eine Pilz- oder Bakterieninfektion zuziehen. Neben dem „Austrocknen" der betroffenen Stellen, das man am besten erreicht, wenn das erkrankte Kind viel Zeit ohne Windel verbringt, kann kolloidales Silber in niedriger Konzentration von maximal 10 ppm die Heilung beschleunigen. Zwei bis dreimal täglich die wunden Stellen damit einsprühen und an der offenen Luft einziehen bzw. trocknen lassen.

Impetigo

Das ist eine oftmals bei Kindern vorkommende hochansteckende Infektionskrankheit, bei der, an scheinbar gesunden Stellen der Haut, Eiterungen und Blasen aufkommen, die beim Betroffenen zu starken Schmerzen führen können. Da Impetigo eine hohe Ansteckungsrate hat, sollte eine ärztliche Behandlung erfolgen, wobei zusätzlich die betroffenen Stellen der Haut mit kolloidalem Silber mit einer Konzentration von 25 bis 30 ppm eingesprüht werden können.

Innerliche Anwendung

Bevor wir zu den unzähligen Beschwerden kommen, bei denen die innerliche Anwendung kolloidalen Silbers eine Hilfe sein kann, sollte gesagt werden, dass man das Silberwasser niemals mittels eines Metall-Löffels zu sich nehmen sollte. Die Ionen im Wasser könnten chemisch mit dem entsprechenden Metall reagieren, was unvorhersehbare Folgen der Einnahme mit sich bringen kann.

Empfehlenswert ist also ein Löffel aus Keramik oder Holz. Außerdem sollte mindestens 10 Minuten vor und 10 Minuten nach der Einnahme kein Mineral- oder Leitungswasser getrunken werden. Sie erinnern sich an die verschiedenen Elektrolyte, die wir bereits im Kapitel zur Herstellung des Silberwassers zu potenziellen Störern für das Nanosilber deklariert haben. Außerdem ist es ratsam, die Behandlung auf leeren Magen zu tätigen, um eine reibungslose Aufnahme des Silbers durch den Körper zu gewährleisten.

Anwendung bei Mund- und Rachen-
erkrankungen

Lippenherpes (Herpes labialis)

Unangenehm, manchmal peinlich und nicht selten schmerzhaft: der von einem Virus verursachte Lippenherpes hat schon so machen zur Verzweiflung getrieben. Für diese hartnäckige Krankheit kann man zu höheren Silberkonzentrationen greifen. Die Behandlung mit bis zu 45 ppm-haltigen Silberwasser durch Einreiben der betroffenen Stelle sollte stündlich wiederholt werden.

Mundgeruch

Oft kommt unangenehmer Geruch aus dem Mund von bestimmten Lebensmitteln wie Zwiebeln oder Knoblauch. Doch nicht selten stecken Bakterien oder gar Pilze dahinter. Ob durch schlechte Mundhygiene oder ein geschwächtes Immunsystem, Mundgeruch kann Auswirkungen auf Betroffene haben. Vor allem soziale Folgen sind oft besonders unangenehm. Kein Wunder also, dass kolloidales Silber hier oft zum Einsatz kommt. Am besten ein Silberwasser mit 25 bis 35 ppm zur Hand nehmen und damit 30-60 Sekunden lang gurgeln. Die Anwendung alle 2 Stunden wiederholen.

Mundfäule (Herpes-Simplex-Virus)

Wenn unangenehmer Geruch aus dem Mund-Rachen-Bereich bei Kindern vorkommt, ist dies häufig auf den Herpes-Simplex-Virus zurückzuführen. Gerade wenn dann noch die für diese

Erkrankung typischen schmerzhaften Mund-
bläschen dazu kommen, ist oftmals Einschreiten
vonnöten. In diesem Falle ist eine höhere Konzentration des Silberwassers ratsam. 30 bis 45
ppm kolloidales Silber, ebenfalls wieder gegurgelt, können hier Wunder wirken. Die Anwendung stündlich wiederholen.

Aphten

Die kleinen weißen und oft sehr schmerzhaften
Stellen im Mundraum stellen eine Plage für viele
Menschen dar und die Ursachen dieser Erkrankung sind bis heute nicht wirklich geklärt. Gut
also, dass Silberwasser Betroffenen Linderung
verschaffen kann. Es sollte 30 ppm Silberwasser
gegurgelt oder am besten lokal mit einem Wat-
testäbchen aufgetragen werden. Der Vorgang
kann halbstündlich erfolgen.

Zahnfleischentzündung (Gingivitis)

Der meist von Bakterien verursachte und oft mit
schlechter Mundhygiene verbundene Zahn-
fleischentzündung ist ebenfalls mit Silber–

wasser beizukommen. Eine 40 ppm Konzentration mit langen Gurgel-Anwendungen mehrmals am Tag ist zu empfehlen.

Heiserkeit

Ob durch das Rauchen, zu viel Schreien auf dem Fußballplatz oder zu wenig Flüssigkeitszufuhr, Heiserkeit plagte die meisten Menschen schon einmal. Neben offensichtlichen Hausmitteln wie dem Schonen der Stimme und dem Trinken von Tee ist auch eine Behandlung mit Silberwasser ratsam. Ebenfalls haben sich hier Gurgel-Anwendungen mit 25 bis 40 ppm kolloidalen Silber bewährt.

Mandelentzündung (Tonsillitis, Angina tonsillaris)

Die Mandeln sind Teil unseres Immunsystems und bestehen aus Lymphgewebe. Sie bilden eine Art Barriere zu den unteren Atemwegen und sind somit häufig direkt Bakterien und Viren ausgesetzt. Bei leichteren entzündlichen Veränderungen der Mandeln im Rachenraum kann

Silberwasser oft Schlimmeres verhindern. Auch hier ist ein- bis zweiminütiges Gurgeln mit hochkonzentriertem Silberwasser bis zu 40 ppm sinnvoll.

Seitenstrangangina

Diese Erkrankung kommt besonders häufig bei Patienten vor, denen im Laufe einer Mandelentzündungs-Behandlung die Mandeln entfernt wurden. Dabei greifen die Bakterien das umliegende Lymphgewebe an. Dieser Entzündung ist ebenfalls mit einer Gurgel-Behandlung mit bis zu 40 ppm konzentriertem Silberwasser beizukommen.

Anwendung bei Atemwegserkrankungen
Heuschnupfen (Pollinosis)

Man kennt es. Kaum, dass im Frühling die Blumen sprießen und die Temperaturen angenehmer werden, klagt man über eine verstopfte Nase, juckende Augen und andere Symptome des Heuschnupfens. Jeder fünfte Erwachsene leidet unter dieser Allergie. Zur Behandlung der nasalen Beschwerden einfach ein paar Tropfen von 25 ppm Silberwasser in die Nase träufeln und „hochziehen".

Mit derselben Konzentration lassen sich auch die Beschwerden im Auge mittels Augentropfen behandeln. Bei starken Beschwerden sollte die betroffene Person dennoch einmal eine Hyposensibilisierung beim behandelnden Arzt in Betracht ziehen.

Nasennebenhöhlenentzündung (Sinusitis)

Oft durch eine „verschleppte" Erkältung entstanden, gehört eine Nasennebenhöhlenentzündung zu den unangenehmsten Folgen einer Grippe. Erkrankte haben große Beschwerden beim Atmen und klagen oft über starke Kopfschmerzen, gerade wenn sie sich nach vorne beugen. Den Bakterien in den Nebenhöhlen ist gut mit 25 bis 40 ppm Silberwasser beizukommen. Einerseits sollte dem allgemeinen Unwohlsein ein Ende gesetzt werden und dazu dreimal täglich 5 bis 10 Tropfen 25 ppm kolloidales

Silber getrunken werden. Zusätzlich sollte lokal gegen die Entzündung vorgegangen werden.

Dafür kann es nötig sein, vorher konventionelles abschwellendes Nasenspray zu benutzen, um den Weg für das Silber erst „frei zu machen". Dann einfach alle 2-3 Stunden ein paar Tropfen in die Nase träufeln und hochziehen.

Asthma bronchiale

Zwischen 5 und 10 % der Menschen sind laut Statistiken von Asthma betroffen. Um die Beschwerden zu lindern, kann es helfen, über mehrere Wochen hinweg täglich zweimal 80 bis 100 ml 25 bis 40 ppm haltiges Silberwasser zu trinken. Dieses Vorgehen sollte jedoch keine Daueranwendung finden, sondern eher als Kur gesehen werden, die mehrmals im Jahr für einige wenige Wochen angewendet wird.

Grippaler Infekt / Erkältung

Die meisten Menschen trifft sie in der kalten Jahreszeit mindestens einmal im Jahr: eine Erkältung. Meist harmlos verlaufend, ist sie doch ein mehr als unangenehmer Zeitgenosse, binden einen die Symptome wie Fieber, Husten, Schnupfen, Kopf- und Gliederschmerzen sowie allgemeines Unwohlsein meistens für mehrere Tage ans Bett. Und da es mehr als 200 bekannte grippeähnliche Viren gibt, die auch noch beständig in neuen Mutationen daher kommen, kommt die Pharmaindustrie mit funktioneller Grippe-Impfungen kaum hinterher.

Da ist es wenig verwunderlich, dass das kolloidale Silber, dessen Wirkung unabhängig von der Mutation oder Art des Virus eintritt, hier eine gute Wahl sein kann, um der Krankheit Herr zu werden.

3 bis 4 mal täglich sollten 30 ml von 30 ppm Silberwasser getrunken werden. Sollte die Erkältung mit Halsschmerzen einhergehen, ist es ratsam, das Wasser vor dem Schlucken noch zu gurgeln. Außerdem kann auch das Inhalieren von schwächer konzentriertem Silberwasser von 20 ppm helfen, gerade Symptomen wie Husten beizukommen. Wenn sich die Erkältung mit

Schnupfen und verstopfter Nase bemerkbar macht, ist dieselbe nasale Behandlung wie bei dem Abschnitt zu Nasennebenhöhlenentzündung denkbar.

Grippe (Influenza)

Hat sie einen ähnlichen Namen und auch ähnliche Symptome wie ein grippaler Infekt, so geht doch weitaus mehr Gefahr von einer echten Grippe aus. Husten, Schnupfen, Hals-, Kopf- und Gliederschmerzen sind deutlich stärker ausgeprägt und oft spielt auch hohes Fieber eine Rolle. Dementsprechend sollte auch die Behandlung mit härteren Mitteln erfolgen. So sollten ebenfalls 3 mal täglich 80 bis 100 ml von 30 ppm Silberwasser getrunken werden. Ansonsten haben dieselben Behandlungen von Nase und Rachen wie schon bei der Erkältung im vorherigen Abschnitt gute Ergebnisse erzielt.

Bronchitis

Schafft der Körper es nach längerer Grippe oder Erkältung nicht, die durch die Atemluft einge–

atmeten Bakterien aus den Atemwegen abzu-transportieren, kann eine solche entzündliche Erkrankung der Bronchien-Schleimhaut auftreten. Sollte diese Krankheit auftreten, die sich durch starken Husten und Atembeschwerden ausdrückt, sollte der Gang zum Arzt klar sein. Im Regelfall wird dieser ein Antibiotikum verschreiben, das hier auch richtig eingesetzt wird. Jedoch kann zur Unterstützung des Antibiotikums dieselbe Einnahme kolloidalen Silbers wie bei der Grippe eingesetzt werden. Sie werden erstaunt sein, wie gut sich Antibiotikum und Silber ergänzen.

Anwendung bei Darm- und Magenerkrankungen
Ösophagitis/Sodbrennen (Refluxkrankheit)
Oft nur ein zeitweises auftretendes Symptom, z.B. nach dem Genuss von Kaffee oder alkoholischen Getränken, kann eine Sodbrennen zahlreiche Folgen nach sich ziehen, von denen der bösartige Speiseröhrenkrebs nur die Spitze des Eisberges darstellt. In diesem Falle empfiehlt sich eine Anwendung von 10 bis 20 ml

kolloidalen Silbers mit 25 ppm bis zu 4 mal täglich. Kommt das Sodbrennen jedoch aufgrund einer Ösophagitis zu Tage, sollte die Anwendung mit stärker konzentriertem Silberwasser erfolgen, nämlich bis zu 35 ppm.

Übelkeit/Bauchschmerzen

Oft ohne ersichtlichen Grund entstanden, stellen Bauchschmerzen und Übelkeit ein weit verbreitetes Leiden dar. Je nach Stärke der Schmerzen kann von einer Einnahme täglich bis zu vier Einnahmen variiert werden. Zu verwenden ist eine Konzentration von 15 bis 20 ppm.

Magenschleimhautentzündung (Gastritis)

Die Magenschleimhaut hat vielerlei Aufgaben. Unter anderem sitzen in ihr die Zellen, die die Magensäure produzieren. Genau so sind dort jedoch Zellen vorhanden, die eine Art Schutzschicht hervorbringen, die den Magen selbst vor der Säure schützt. Gerät diese Schutzschicht in Mitleidenschaft, was z.B. durch einen Viren-, Bakterien- oder Pilzbefall vorkommen kann, ist dieser Schutz dahin und der Magen ist empfindlich für Erkrankungen. So kann in diesem Falle eine Gastritis auftreten. Diese kann von chronischer oder akuter Art sein.

Im Falle einer akuten Magenschleimhautentzündung ist eine Behandlungsdauer von drei bis vier Tagen mit je dreimal täglich 30 bis 40 ml 25 ppm Silberwasser ratsam. Im Falle einer chronischen Gastritis, die häufig durch den Erreger *Helicobacter pylori* verursacht wird, aber auch durch eine lange Anwendung von Schmerzmitteln wie Diclofenac oder eine Strahlentherapie ausgelöst werden kann, ist eine andere Herangehensweise ratsam.

So sollte dann über einen längeren Zeitraum von zwei bis drei Wochen täglich zweimal kolloidales Silber mit 10 bis 15 ppm eingenommen werden. Diese kurartige Behandlung kann immer im Wechsel mit zwei Wochen Anwendungspause wiederholt werden.

Magengeschwür (Magenulcus)

Sollte eine Gastritis nicht in den Griff bekommen zu sein, besteht die Gefahr, ein Magengeschwür zu entwickeln. Auch einige Risikofaktoren wie Alkohol- und Tabakkonsum oder auch psy–chischer Stress können die Entstehung fördern. Symptome für ein Magengeschwür sind unter anderem starke Bauchschmerzen, Appetitlosigkeit, Erbrechen und ein Völlegefühl im Oberbauchbereich.

Ein Ulcus im Magen kann schwerwiegende Konsequenzen wie akute Magenblutungen oder gar einen Magendurchbruch nach sich ziehen und sollte dementsprechend immer von einem Arzt behandelt werden. Unterstützend dazu kann eine Einnahme von zweimal täglich 50 ml kolloidalem Silber mit 15 ppm erfolgen.

Magen-Darm-Grippe

Die häufigsten Symptome einer Magen-Darm-Grippe sind starker Durchfall und starkes Erbrechen. Sie wird meist durch Viren oder Bakterien ausgelöst. Sehr wichtig ist es, den starken

Flüssigkeitsverlust auszugleichen und dementsprechend viel Wasser zu trinken. Außerdem ist eine Einnahme von Elektrolyt-Tabletten ratsam. In einem zeitlichen Abstand von 30 bis 60 Minuten von der Elektrolyt-Einnahme (Sie erinnern sich an die Wechselwirkungen von Silber und Elektrolyten im Wasser), hat sich eine Einnahme von 50 ml Silberwasser mit 25 ppm dreimal täglich bewährt.

Blähungen

Blähungen entstehen durch verschiedene Verdauungsprozesse, bei denen Gase im Darm-Trakt frei werden. Oftmals nur unangenehm, da die Gase durh den Darm abgeführt werden und so zu Gerüchen führen, können Blähungen auch zu starken Schmerzen bei Betroffenen führen, wenn die Gase nicht entweichen und sich somit anstauen. Hier kann eine einmalige Einnahme von 50 ml Silberwasser mit 25 ppm immer bei Bedarf helfen.

Reizdarm

Diese Krankheit, deren Ursachen noch immer nicht gänzlich geklärt sind, bringt für Betroffene einige Schwierigkeiten mit sich. Symptome wie Durchfall, Blähungen und Erbrechen, die oft bei der Einnahme von bestimmten Nahrungsmitteln auftreten, können den Allgemeinzustand von Erkrankten beeinträchtigen. Oft verlieren Menschen mit Reizdarmsyndrom ungewollt an Gewicht. Hier kann man immer, wenn ein solcher Reizdarm-Schub eintritt, ein Teelöffel von Silberwasser mit einer Konzentration von 10 ppm zu sich nehmen.

Würmer

Diese parasitär ausgelösten Erkrankungen kommen in unseren Breitengraden vor allem bei Kindern vor, die noch kein voll funktionsfähiges Immunsystem besitzen und deren Verständnis von Hygiene noch nicht ganz ausgeprägt ist. Es siedeln sich, wie der Name schon sagt, Würmer im Darmtrakt des Körpers an, die sich von den Speiseresten dort ernähren.

Dies kann zu einer ungewollten Gewichtsabnahme führen. Ein weiteres Symptom stellt ein juckender After dar. Den Würmern kann mithilfe einer Einnahme von mehrmals täglich 25 ppm Silberwasser in einer Menge von 20 bis 30 ml beigekommen werden. Zusätzlich kann gegen das After-Jucken dieser mit Silberwasser besprüht werden.

Anwendung bei Harn- und Geschlechts-erkrankungen

Blasenentzündung

Geraten Erreger über die Harnwege bis zur Blase, kann sich diese entzünden. Dies geschieht vor allem häufig bei Frauen, was auf die wesentlich kürzeren Harnwege im Gegensatz zu denen des Mannes zurückzuführen ist. Symptome wie ein Brennen in den Harnwegen und das Bedürfnis, Harn zu lassen, aber nicht zu können, sind typisch für eine Blasenentzündung.

Diese Krankheit sollte nicht unterschätzt werden, da sie sich auf die Nieren bzw. den Nierenboden ausweiten kann. Zur Behandlung mit kolloidalem Silber kann zwei bis dreimal täglich eine Menge von 30 ml von 25 ppm haltigen Silberwasser eingenommen werden. Wenn sich der Zustand nach zwei bis drei Tagen nicht bessert, sollte ein Arzt aufgesucht werden.

Eierstock- und Eileiterentzündung

Wenn durch eine falsch gelegte Spirale oder schlechte Intimhygiene beim Geschlechtspartner Erreger in den Eileiter geraten, kann sich sowohl dieser als auch der entsprechende Eierstock entzünden. Diese Entzündung kann schwerwiegende Folgen nach sich ziehen. So kann eine Konsequenz dieser Krankheit Unfruchtbarkeit sein.

Deswegen sollte eine Eierstock- oder Eileiterentzündung immer vom Arzt behandelt werden. Jedoch kann kolloidales Silber unterstützend mit angewendet werden. Hier haben sich drei- bis viermal täglich Dosen von 30 ml mit einer Silberkonzentration von 25 ppm bewährt.

Prostatabeschwerden

Nicht wenige Männer klagen mit zunehmendem Alter über Prostatabeschwerden, die sich vor allem mit Problemen beim Wasserlassen äußern.

Zwar kann kolloidales Silber nicht direkt das Anwachsen der Prostata verlangsamen oder gar verhindern, jedoch kann eine Anwendung des Silberwassers dem Entstehen von Entzündungen in diesem Organ zuvorkommen. Dafür eignen sich kurze, einwöchige Kuren, bei denen einmal täglich 50 ml Silberwasser mit einer Konzentration von 25 ppm eingenommen werden.

Eichelentzündung (Balanitis)

Diese Erkrankung tritt vor allem bei zu eifriger Intimhygiene auf. So zerstören Seifen in Duschgels den natürlichen Schutzmantel der Haut, die im Bereich der Eichel besonders empfindlich ist. Symptome sind eine Rötung der Haut an den entsprechenden Stellen und eine Abschuppung eben jener. Zur Behandlung zwei bis dreimal täglich einen Esslöffel 25 ppm-haltigen Silber–

wassers einnehmen. Zusätzlich kann die aus dem Abschnitt zur äußerlichen Anwendung hergestellte Creme auf die betroffenen Stellen aufgebracht werden.

Gonorrhoe

Diese sexuell übertragbare Krankheit zählt zu den häufigsten dieser Art. Der Tripper, wie die Gonorrhoe auch im Volksmund genannt wird, geht mit Symptomen wie übelriechendem Ausfluss aus Harnröhre bzw. der Scheide und Schmerzen beim Wasserlassen einher. Es ist eine Antibiotikabehandlung durch den Arzt ratsam, jedoch kann auch hier eine Unterstützung mittels kolloidalen Silbers erfolgen. Dafür drei bis viermal am Tag eine Dosis von 30 ml kolloidalen Silbers einnehmen. Die Konzentration des Silberwassers sollte maximal 20 ppm betragen.

Scheidenpilz (Vulvovaginalcandidose) / Intimpilz

Diese Pilzinfektion, welche meist durch den Pilz *Candida albicans* ausgelöst wird, befällt vor allem Vulva (äußerer Genitalbereich) und Scheide, kann jedoch auch Männer betreffen, wo er sich vor allem auf Eichel und Vorhaut festsetzt. Symptome sind brennende Schmerzen und bei Frauen ein weißlicher Ausfluss.

Auch hier sollte eine Behandlung durch den Arzt mittels Antimykotika erfolgen. Unterstützend sollte eine Behandlung mit 25 ppm-haltigen Silberwasser zwei bis dreimal am Tag mit einer jeweiligen Dosis von 25 ml erfolgen.

Chlamydien

Auch diese Erreger zählen zu den am häufigsten sexuell übertragbaren ihrer Art. Das gefährliche an Chlamydien ist, dass sie oft nur mit leichten oder gar ganz ohne Symptome einhergehen. Aus diesem Grund bleibt eine Infektion häufig unentdeckt und wird so weiterverbreitet. So kann eine Chlamydien-Infektion bei der Geburt von der Mutter auf das Kind übertragen werden.

Das Problem stellen die Folgen einer Ansteckung mit diesen Bakterien dar, zu denen

Hoden- Unterleibs- und Prostata-Entzündungen und auch Unfruchtbarkeit zählen. Auch bei Chlamydien sollte kolloidales Silber nur unterstützend zu Antibiotika angewendet werden. Es gilt wieder eine Einnahme von 25 bis 30 ml dreimal täglich bei einer Silberkonzentration von 25 bis 30 ppm.

Anwendung bei Augenerkrankungen

Bindehautentzündung (Konjunktivitis)

Die häufigste Infektion der Augen stellt die Bindehautentzündung dar. Durch verschiedene Bakterien oder Viren, aber auch durch Fremdkörper im Auge, zu viel Sonnenlicht oder zu trockene Augen entzündet sich die Bindehaut. Typische Symptome sind ein brennender Schmerz und stark gerötete Augen. Auch hier sollte alle ein bis zwei Stunden mehrere Tropfen Silberwasser mit 25 ppm angewendet werden. Außerdem sollte die betroffene Person das Auge schonen, es also wenig Licht aussetzen und auch anstrengende Tätigkeiten für das Auge wie das Lesen oder Fernsehen vermeiden.

Gerstenkorn (Hordeolum)

Geraten Bakterien in eine verstopfte Talgdrüse an den Augenlidern, so kann es zu einem entzündlichen Abszess am Lid kommen, dem umgangssprachlichen „Gerstenkorn".

Dem schmerzhaften und auch optisch störenden Geschwür ist am besten mit einer Kombination aus Wärme (z.B. durch Rotlicht) und einer stündlich wiederholten Anwendung von Silberwasser-Augentropfen (25 ppm) beizukommen. Sollte sich der Abszess nicht innerhalb von drei bis 4 Tagen lösen, ist ein Gang zum Arzt ratsam, da sich die Bakterien sonst unter Umständen bis zur Bindehaut oder gar zur Augenhöhle ausbreiten und dort gefährliche Entzündungen verursachen.

Augenentzündung (Ophthalmie)

Durch eine Verletzung des Auges durch Splitter, Augenoperationen andere stumpfe Einwirkungen kann sich das empfindliche Gewebe im Auge entzünden. Empfehlenswert ist eine stündliche Behandlung mittels Silberwasser mit einer

Konzentration von 25 ppm. Davon sollten stündlich ein bis zwei Tropfen in das betroffene Auge geträufelt werden. Zusätzlich kann dreimal täglich eine Dosis von 20 ml Silberwasser mit einer Konzentration von 15 bis 20 ppm getrunken werden.

Lidrandentzündung (Blepharitis)

Diese Erkrankung des Lidrandes kann sowohl durch virale/bakterielle Erreger, als auch durch bestimmte Allergien wie Hausstaub oder Heuschnupfen hervorgerufen werden. Symptome wie gerötete Lidränder, ausfallende Schuppen an den Augenlidern und auch brennende Schmerzen am Lid sind charakteristisch. Es sollten alle zwei bis drei Stunden Silbertropfen von 20 bis 25 ppm eingeträufelt werden. Zusätzlich kann die Anwendung von befeuchtenden Augentropfen die Behandlung unterstützen.

Tränensackentzündung (Dakryozystitis)

Durch einen Verschluss des Tränenwegesystems können sich im Tränensack eingeschlossene Bakterien dort vermehren. Klar erkennbar ist diese Krankheit an dem stark geschwollenen Tränensack des betroffenen Auges. Auch vorkommen kann ein starkes Tränen des Auges, wie auch eine Eiterabsonderung am unteren Tränenpunkt.

Empfehlenswert ist eine Einnahme von 20 bis 30 ml Silberwasser mit einer Konzentration von 25 ppm bis zu viermal täglich. Auch kann es helfen, das Auge morgens nach dem Aufstehen mit einer größeren Menge Silberwasser mit gleicher Konzentration auszuspülen, um etwaige in das Auge geratene Erreger loszuwerden.

Sonstige Erkrankungen

Diabetes Mellitus

Diese Erkrankung des Zuckerstoffwechsels ist eine der Volkskrankheiten unserer Generation geworden. Dabei ist bei betroffenen der Blutzuckerspiegel dauerhaft erhöht. Dies führt zu Schädigungen an Gefäßen und Organen. Silber kann bei der Krankheit selbst leider nicht helfen. Wobei kolloidales Silber jedoch Linderung verschaffen kann, sind die zahlreichen Folgeerkrankungen von Diabetes, wie der bekannte diabetische Fuß oder den oft miteinhergehenden Hang zu Entzündungen.

(Lyme-)Borreliose

Diese von Borrelien verursachte Infektionskrankheit wird vor allem über Zeckenbisse übertragen. Die Krankheit beginnt meist mit einer Rötung rund um die Bissstelle, die sich jedoch rasch ausbreitet. Unbehandelt kann Borreliose zu schweren Entzündungen, Gelenkbeschwerden, Fieber und neurologischen Schäden führen.

Eine Behandlung mit Antibiotika ist angeraten. Zur Unterstützung der Antibiotika-Behandlung kann die Bissstelle mehrmals am Tag mit Silberwasser mit einer Konzentration von 30 ppm eingesprüht werden und ebenso ist eine Einnahme von Silberwasser (25 ppm) mehrmals am Tag denkbar.

Trigeminus-Neuralgie

Schwere Schmerzen im Gesicht, oft nur einseitig auftretend, sind das Hauptsymptom dieser Krankheit. Der Grund dafür ist eine Verletzung oder Entzündung des Trigeminus-Nervs, des Hauptnervs für Empfindungen im Gesicht. Oftmals ist ein entzündeter Zahn für dieses Krankheitsbild verantwortlich. Somit kann die Einnahme von kolloidalem Silber entzündliche Vorgänge am Nerv unterbinden. Dafür mehrere Tage am Stück jeweils zwei bis dreimal am Tag einen Esslöffel Silberwasser mit 25 ppm einnehmen.

RISIKEN DER ANWENDUNG

Einer der wichtigsten Aspekte, wenn es um Nebenwirkungen und Risiken von kolloidalem Silber geht, ist der Fakt, dass Silber auf alle Zellen wirkt, mit denen es in Kontakt kommt. Dem Silberpartikel ist es also „egal", ob es einen Krankheitserreger oder eine gesunde Zelle des menschlichen Körpers vor sich hat.

Diesen Fakt sollte man sich immer vor Augen halten, denn dies ist eben der große Unterschied gegenüber den Antibiotika. Dennoch ist zu sagen, dass die Wirkung des Silbers auf Mikroorganismen wie Viren und Bakterien wesentlich verheerender sind als auf einzelne Zellen menschlicher Organe.

So wird ein solcher Mikroorganismus komplett zerstört, während nur einige wenige Teilzellen des Körpers angegriffen werden. Dementsprechend sollte die Anwendung von kolloidalem Silber immer in Maßen stattfinden.

Unmittelbare Nebenwirkungen nach der Einnahme können Übelkeit, allgemeines Unwohlsein und ein flaues Gefühl im Magen sein. Jedoch kann die Selbstbehandlung mit Silber auch einige langfristige Konsequenzen nach sich ziehen. Eine der prominentesten Folgen ist wohl die Argyrie. Dabei lagert sich das Silber unter der Haut ab und sorgt für eine blau-gräuliche Färbung der Haut.

Ebenfalls bekannt ist die die sogenannte Argy-
rose, bei der sich das Silber im Auge ansammelt
und dort die Verfärbung zum Gräulichen verursacht. Auch in anderen Organen wie der Leber,
den Nieren oder dem Zentralen Nervensystem
kann sich das Nanosilber einlagern. Dort kann
es schwerere Folgen nach sich ziehen. So sind
chronische Bauchschmerzen, die durch Silber-
einlagerungen entstehen, bekannt und auch
Krankheiten des Nervensystems wie Ge-
schmacks- und Geruchsstörungen oder auch
Krampfanfälle.

Besonders kritisch zu sehen ist die Befürch-
tung, dass das Silber selbst bei einer äußerlichen Anwendung in den Körper gelangen kann.
Dies liegt daran, dass die Nanosilber-Partikel so
klein sind, dass sie selbst die Haut durchdringen
können und sich so den Weg in den Körper bah-
nen. Neuesten Forschungen zufolge kann Silber
auch gentoxische Eigenschaften besitzen und
besonders besorgniserregend ist eine Studie,

bei der eine Ratte, nach erfolgter Injektion von Nanosilber, Tumore entwickelte.

Ebenfalls ist von einer Einnahme von kolloidalem Silber von schwangeren oder stillenden Müttern strengstens abzuraten. Das Silber kann von der Mutter auf das Kind übergehen und dort zu Missbildungen und Gesundheitsschäden führen.

Anwendung kolloidalen Silbers bei Pflanzen

Das kolloidale Silber kann auch im heimischen Garten oder den Zimmerpflanzen eingesetzt werden, schließlich werden auch diese ab und an von Viren, Bakterien, Pilzen oder Parasiten befallen.

ANWENDUNG BEI PFLANZEN-KRANKHEITEN

Pflanzenkrankheiten können von Viren, Bakterien oder Pilzen ausgelöst werden, wobei letztere die häufigsten Erreger darstellen. Ein besonderer Vorteil des Silberwassers beim Einsatz an Pflanzen ist, dass es auch bedenkenlos bei Nutzpflanzen im Garten wie Tomaten, Salat oder verschiedenen Kräutern angewendet werden kann. Dies ist ein klarer Vorteil im Vergleich zu vielen der herkömmlichen, oft toxischen Pestizide.

Blattkrankheiten

Rostpilze

Dieser Pilzbefall ist klar durch die rostfarbenen Flecken an Pflanzenblättern sowie den sogenannten Pusteln auf deren Unterseite erkennbar. Dieser Pilz breitet sich von Pflanze zu Pflanze aus, weshalb ein Isolieren der bereits erkrankten Pflanze ratsam ist. Zur Behandlung sollten die befallenen Blätter mehrmals täglich mit einem bis zu 40 ppm konzentriertem

Silberwasser besprüht werden und dann das Silber mittels eines Küchentuchs verrieben werden, sodass die Pflanze auch von den Sporen des Pilzes befreit wird. Zusätzlich kann zur Stärkung der Pflanze einmal am Tag ein schwach konzentriertes kolloidales Silber mit 15 bis 20 ppm zum Gießen benutzt werden.

Grauschimmel

Auch dieser Pilz ist an seiner charakteristischen Graufärbung der Blätter leicht identifizierbar. Es gilt ein ähnliches Vorgehen wie beim zuvor erläuterten Rostpilz, jedoch kann beim Grauschimmel bereits bei der ersten Verfärbung der Blätter ein zweimal am Tag durchgeführtes Gießen der betroffenen Pflanze mit einem Silberwasser mit 25 ppm Schlimmeres verhindern.

Falscher Mehltau

Die meisten Hobby-Gärtner haben bereits Bekanntschaft mit diesem hartnäckigen Pilz gemacht. Er führt zu weißlichen Pilz-Ablagerungen an den Blattunterseiten und macht sich mit bräunlichen Flecken auf den Oberseiten bemerkbar. Unbehandelt kann diese Erkrankung die Pflanze abtöten. Auch beim falschen Mehltau sollte eine kombinierte Behandlung vom Blatt selbst und der Pflanze an sich durch Gießen erfolgen. Mittels eines in Silberwasser (40 ppm) getränkten Tuches sollte die weiße Schicht auf den Unterseiten der Blätter entfernt werden.

Dann sollten Ober- wie auch nun gereinigte Unterseite der Blätter mit kolloidalem Silber gleicher Konzentration eingesprüht werden. Diese Behandlung sollte immer, wenn sich neue Pilzschichten auf den Blättern gebildet haben, wiederholt werden. Zusätzlich kann zweimal am Tag ein Gießen der Pflanze mit Silberwasser erfolgen.

Sternrußtau

Dieser Pilzbefall hat schon so manchen Rosen-Besitzer zur Weißglut getrieben, befällt er doch vor allem diese Zierpflanze. Charakteristisch sind die schwarzbraunen Flecken, die sich sternförmig auf den Blättern ausbreiten. Ein Grundsatz bei Sternrußtau-Befall ist das Trockenhalten der Blätter. Deshalb sollte hier nach erfolgtem Einsprühen mit Silberwasser und einer Einwirkzeit von fünf bis zehn Minuten die Blätter mit einem trockenen Tuch abgewischt werden. Hier ist auch eine höhere Konzentration von 40 bis 50 ppm anzuraten.

Triebkrankheiten
Monilia-Krankheit / Spitzendürre
Diese von den Toxinen eines Pilzes verursachte Krankheit befällt vor allem Stein- und Kernobstpflanzen. Sie macht sich durch das Absterben der Triebspitzen bemerkbar, sodass der blühende Zweig vom Trieb her verwelkt. Hier gilt es, die betroffenen Zweige gänzlich, bis zum gesunden Teil der Pflanze, zurückzuschneiden.

Anschließend sollte kolloidales Silber mit einer Konzentration von 40 ppm großflächig auf den gesunden Trieben und Zweigen der Pflanze verteil werden, um einer weiteren Ausbreitung der Spitzendürre vorzubeugen.

Feuerbrand

Auch beim Feuerbrand, der gut daran zu erkennen ist, dass die betroffenen Triebe aussehen, als wären sie einem Feuer zum Opfer gefallen, ist ein Zurückschneiden der befallenen Zweige oberste Devise.

Diese Krankheit wird durch Bakterien ausgelöst, weshalb die abgeschnittenen Pflanzenteile extra entsorgt und das benutzte Werkzeug nach dem Einsatz desinfiziert werden sollte. Es ist ebenfalls ratsam, die noch nicht befallenen Teile der Pflanze wieder großflächig mit Silberwasser zu besprühen und auch ein Gießen der Pflanze mit einem 25 ppm kolloidalem Silber ist denkbar.

Wurzelkrankheiten
Welkepilze

Diese Art von Pilzen kommt häufig bei Zimmerpflanzen vor, die zu viel gegossen wurden. Sie dringen in die Wurzeln ein, wo sie die Wasseraufnahme der Pflanze behindern und ihr somit schaden. Hier kann ein Umtopfen und anschließend tägliches Gießen mit Silberwasser (30 ppm) helfen, um die Pflanze zu retten.

ANWENDUNG BEI SCHÄDLINGEN

Blattläuse

Diese zwei bis zehn Millimeter langen Schädlinge kommen in den verschiedensten Farben vor. Sie sitzen meist auf den Blattunterseiten, wo sie mit ihren Stechrüsseln die Pflanzen aussaugen. Dies schädigt der Pflanze, aber was jedoch ebenfalls gefährlich ist, sind die Ausscheidungen der Läuse, der sogenannte Honigtau. Diese klebrige Substanz bietet einen perfekten Nährboden für die verschiedensten Pilzarten.

Dementsprechend sollten Sie, stellen Sie einen Befall mit Blattläusen fest, schnell handeln. Ein Einsprühen der gesamten Pflanze, also nicht nur der Blätter, auf denen die Tiere sitzen, mit einem Silberwasser mit mindestens 30 ppm kann dafür sorgen, dass die Schädlinge komplett verschwinden. Auch wenn Sie nach mehrmaliger Anwendung keine Blattläuse mehr feststellen sollten, ist es ratsam, die Behandlung noch ein paar Tage fortzuführen, um sicher zu gehen, dass der Befall abgewendet wurde und auch ein Ausbreiten etwaiger Pilze, die sich bereits im Honigtau angesiedelt haben, zu verhindern.

Schnecken

Diese Tiere treiben ihr Unwesen meist nachts und erst am Morgen erkennt man dann an den unregelmäßigen Bissspuren an der Pflanze, dass sie sich am geliebten Salat gütlich getan haben. Schnecken hat wohl ein jeder von uns schon einmal gesehen oder im Garten mit ihnen zu tun gehabt, und doch können Sie für einen Hobbygärtner zu einem leidigen Plagegeist werden. Wenig verwunderlich also, dass man hier einschreiten sollte.

Da die Tiere, wie bereits erwähnt, vor allem nachts aktiv sind, empfiehlt es sich, das Silber nach der Dämmerung anzuwenden. Dafür sollte der Boden unmittelbar um die Pflanzen, sowie auch der untere Teil der Pflanze selbst, großzügig mit kolloidalem Silber mit einer Konzentration von 30 bis 40 ppm eingesprüht werden. Dies kann verhindern, dass sich die Schnecken über die Pflanzen hermachen.

Spinnmilben
Diese Schädlinge sind nur bis zu einem Millimeter groß und entsprechend schwer sind sie mit dem Auge erkennbar. Zur Untersuchung einer eventuell betroffenen Pflanze ist also eine Lupe ratsam. Trotz ihrer so geringen Größe können diese Milben doch große Schäden anrichten. Sie saugen die Zellen der Blätter aus und sorgen so für eine Schwächung dieser. In großer Zahl vorkommende Spinnmilben überziehen die Blätter mit Spinnweben-ähnlichen Gespinsten.

Sollte Ihnen ein Befall dieser Art auffallen, sollten Sie nicht lange warten. Eine komplette Reinigung der Pflanze mittels Silberwasser (40 ppm) und einem Tuch sollte schnellstmöglich erfolgen. Damit sollten Sie die Tierchen quasi

„hinwegspülen". Im Anschluss sollte mindestens eine Woche lang die befallene Pflanze mit 25 bis 30 ppm haltigen Silberwasser eingesprüht werden, um verbleibenden Milben keine Chance mehr zu geben.

Anwendung kolloidalen Silbers im Haushalt

Durch die antibiotischen und desinfizierenden Eigenschaften von Silber, die wir nun schon ausgiebig besprochen haben, und dessen verschiedene Anwendungsgebiete wir aufgezeigt haben, ist es wenig verwunderlich, dass man das Nanosilber auch in einigen Bereichen des Haushaltes einsetzen kann.

So helfen bereits ca. 20 bis 50 ml im „normalen" Putzwasser mit, um die Reinigung desinfizierend zu unterstützen. Ebenfalls gut geeignet ist kolloidales Silber in Sprühflaschen als natürliches Desinfektionsmittel für Oberflächen. Hier sei auch die im Abschnitt zur äußerlichen Anwendung beschriebene Silbercreme als pflegendes Desinfektionsmittel für die Hände erwähnt.

Ebenfalls denkbar ist eine Desinfektion von Zahnbürsten oder Schnullern durch 10 bis 20 Sekunden andauerndes Eintauchen der Gegenstände in Silberwasser. Silberwasser kann auch sehr gut als Schuh-Deodorant fungieren, wenn man einige Sprühstöße davon in Schuhe gibt. Ebenfalls denkbar ist der Einsatz von kolloidalem Silber bei Schimmelbefall der Wände.

Hier kann ebenfalls wieder Silber mit einer etwas höheren Konzentration von bis zu 50 ppm auf die entsprechenden Stellen gesprüht werden. Jedoch sollte bei einem schlimmeren Schimmelbefall ein Fachmann zu Rate gezogen werden, da Schimmel starke Gesundheits–

schäden hervorrufen kann. Auch eine Verwendung beim Waschen von Textilien ist denkbar. So können ein paar Tropfen zusätzlich zum Waschmittel dabei helfen, Bakterien von Sport oder Gartenarbeit in der Kleidung zu beseitigen.

Folgen für die Umwelt

In der heutigen Zeit sollten auch die Auswirkungen von Silber auf die Umwelt einen Aspekt darstellen, der zur Entscheidungsfindung, ob kolloidales Silber anzuwenden ist, eine Rolle spielt.

Das Silber, das durch Menschen aufgenommen wird, verlässt den menschlichen Körper größtenteils wieder über den Urin. Durch äußerliche Anwendungen auf der Haut verblie–

benes Silber wird beim Duschen in die Kanalsysteme gespült. Silber in Duschköpfen oder jenes, das zur Desinfektion in Küche oder Bad genutzt wurde, ebenso. All dieses Silber landet im Abwasser, wo es, auch laut Bedenken der US-amerikanischen Umweltbehörde, zu hohen Belastungen führen kann. So gab es zu dem Thema eine Studie, bei der silberhaltige Kleidungsstücke darauf untersucht wurden, wie viel Silber sie ins Abwasser geben.

Von fünf getesteten Socken gaben ganze drei davon das komplette enthaltene Silber an das Abwasser ab. Dieser Umstand könnte dafür sorgen, dass Klärschlamm nicht mehr als Dünger in der Landwirtschaft eingesetzt werden kann bzw. er durch das Silber eine Gefahr für bestehende Bodenbakterien darstellt.

Diese Wirkung könnte vor allem auf Stickstoff umsetzende Bakterien verheerend sein. Somit könnten sich die Stickstoffanteile in der Erde, aber auch im Grundwasser und oberflächennahem Wasser rapide ändern. Silber ist

sehr schwer abbaubar, was zu einer starken An-
reicherung in der Nahrungskette führen kann.
Eine Messung der Silbergehalte in Phyto-Plank-
ton im Meerwasser ergab einen erschreckenden
Wert: Der Silbergehalt im Plankton war um das
50.000-fache höher als der des Wassers, in dem
sich das Plankton aufhielt. Ebenfalls kritisch zu
sehen ist der Fakt, dass sich das Silber im Sedi-
ment anreichert.

Durch größere Änderungen von Umweltein-
flüssen wie dem pH-Wert oder dem Sauerstoff-
gehalt könnte das Silber wieder freigesetzt werden und somit eine große Menge bioverfügba-
ren Silbers im Grundwasser zur Folge haben.
Silber ist ein hochschädliches Schwermetall für
Wasserlebewesen wie Fische, Krebse und Algen
und die Dosis, ab der es toxisch auf eben jene Or-
ganismen wirkt, ist sehr niedrig.

Diesen Aspekt sollte man sich auch ins Ge-
dächtnis rufen, wenn Silber angewendet wird.
Das Silber, das bereits toxisch auf Kleinstlebe-
wesen wie Plankton und Algen wirkt, wird dann

von größeren Tieren gefressen und gerät somit in die Nahrungskette. An verschiedenen Fischen wurde bereits bewiesen, dass so aufgenommenes Silber zu Missbildungen und gar bis zum Tod beim Nachwuchs führen kann.

Studienlage

Dass das Silber antibiotische Eigenschaften hat, wurde schon vor langer Zeit bewiesen. Alles andere hätte, nach der jahrhundertelangen Geschichte des Metalls in der medizinischen Anwendung, auch zu Verblüffung geführt.

Doch wie genau sehen die aktuellen Erkenntnisse aus der Wissenschaft zum Thema kolloidales Silber aus? Ein US-amerikanischer Hersteller konnte 2008 beweisen, dass eine Silberbeschichtung der Tuben von Beatmungs–

geräten das Risiko von beatmeten Patienten, sich eine Lungenentzündung zuzuziehen, deutlich reduzierte. In vitro, also bei der Forschung an Bakterien, Viren und Pilzen unter Laborbedingungen, quasi „in einem Glas", was in vitro wortwörtlich übersetzt bedeutet, konnte die antibiotische Wirkung von Silber schon durch mehrere Studien bestätigt werden.

Auch die Ergebnisse einer neueren Studie der Technischen Universität München beweisen, dass das Nanosilber wichtige Enzyme in Zellen, die diese Enzyme für ihren Stoffwechsel benötigen, zerstört und damit die gesamte Zelle abtötet. Eine sehr interessante Studie zu dem Thema wurde von einem Team um den Forscher Ruben Morones-Ramirez vom Wyss Institute in Boston durchgeführt.

Dieser Studie zufolge ist kolloidales Silber ein perfektes Mittel, um es mit Antibiotika zu kombinieren. Das liegt an der Eigenschaft des Silbers, die Permeabilität von Zellwänden zu vergrößern, also die Zellwand durchdringbarer zu machen. Dies geht soweit, dass selbst Antibiotika, auf die das entsprechende Bakterium vorher unempfindlich reagiert hat, in Kombination mit Silber eine Wirkung haben. Dieser Fakt, in Verbindung mit der ohnehin antibiotischen Eigenschaft des Silbers, könnte die Anwendung von Silber im medizinischen Kontext nochmals auf ein neues Level heben.

Problematisch ist, dass die meisten der Studien, die die Wirkung des Silbers auf Krankheitserreger überprüft haben, eben nur im Labor stattfanden. Studien, die die Wirkungen auf konkrete Beschwerden und Krankheitsbilder im und am Menschen endgültig untermauern, gibt es so gut wie keine. Und nur solche Studien könnten helfen, um die perfekten Behandlungsmöglichkeiten des Nanosilbers zu ergründen.

Denn nur weil es bewiesen ist, dass Silber in vitro unzählige Eigenschaften hat, die den meisten Bakterien, Viren und Pilzen den Garaus machen können, kann man diese Zusammenhänge leider nicht unmittelbar auf die Anwendung am und im Menschen übertragen. Deshalb werden die Forderungen aus dem Lager der Anwender kolloidalen Silbers nach solchen Studien am lebenden Organismus wie eben dem Menschen, die auch „in vivo-Studien" genannt werden, immer lauter. Studien zur Argyrie, die im Abschnitt zu den Risiken bereits erwähnt wurde, existieren jedoch.

Diese legen nahe, dass eine solche Blaufärbung der Haut dauerhaft und irreversibel ist. Andere Studien, die die toxische Wirkung von Silber auf menschliche Zellen bestätigen, gibt es jedoch genauso. So liegen Ergebnisse einer Untersuchung vor, bei der menschlichen Hautzellen Nanosilber zugesetzt wurde. Dieses Silber führte zu Veränderungen der Zellgröße und Struktur. Auch gab es bereits Forschungen mit den Zellen von Nagetieren.

Zellen aus Rattenlebern hatten stark beeinträchtigte Mitochondrien nach der Zugabe von Silber und aufgrund des Anstieges eines bestimmten Enzyms wurde vermutet, dass Silber für Zelltod verantwortlich sein kann. Ebenso wurde bereits mit Nerven- und Stammzellen von Mäusen experimentiert, auf welche Nano-silber ebenso toxische Wirkung zeigte. Aller-dings sind diese Erkenntnisse ebenfalls nicht eins zu eins auf eine Anwendung am Menschen übertragbar.

Ebenfalls interessant sind jedoch interne Forschungsergebnisse von manchen Firmen selbst. So veröffentlichte das Unternehmen AgPURE einige Anwendungsmöglichkeiten von Silber bei verschiedensten Produkten. So wäre Silber in z.B. Lack auf Wasserbasis für Kinder-spielzeuge bzw. Lacke allgemein für diverse Oberflächen, unter anderem im klinischen Um-feld, denkbar.

Ebenso schlägt dieses Unternehmen vor, Sil-ber in verschiedene Kunststoff-Produkte zu ste-cken. So wären Küchenutensilien, Orthopädie-Geräte, Büromaterialien und auch medizini-sches Besteck und Geräte mit Silberanteil durchaus im Bereich des Möglichen.

Eine weitere Studie, in der erwiesen wurde, dass Nanopartikel von Titan über die Plazenta an den Embryo weitergegeben werden können, sollte auch im Hinblick auf die Verwendung von Nanosilber beachtet werden, handelt es sich doch um ähnlich große Partikel.

Fazit

Die vorangegangenen Abschnitte zeigen deutlich auf, dass das kolloidale Silber einige herausragende Eigenschaften mit sich bringt. Dennoch bringt eine Behandlung mit dem Nanosilber einige Risiken mit sich, die ebenso erwähnt wurden.

Von einer Anwendung des Silbers am Menschen kann weder an sich abgeraten noch kann es ohne Bedenken empfohlen werden. Leider ist die aktuelle Lage der Forschung nicht so valide, dass sie endgültige Aussagen zu dem Thema zulassen würde. Eine Selbstbehandlung von Beschwerden und diagnostizierten Krankheiten mittels kolloidalen Silbers liegt also immer im Ermessen desjenigen, der es anwendet. Wobei jedoch nochmals gesagt sei, dass von einer Behandlung von Schwangeren, Frauen, die gerade versuchen, schwanger zu werden, und auch stillenden Müttern dringendst abzuraten ist.

Ebenso ist es ein Fakt, dass Silber auf Kinder wesentlich stärkere Auswirkungen als auf Erwachsene haben kann. Deshalb ist auch eine Anwendung bei Kindern mit äußerster Vorsicht zu genießen. Die Entscheidung einiger Landesbehörden, silberhaltige Produkte nicht mehr als Nahrungsergänzungsmittel vermarkten zu lassen, scheint unter all diesen Gesichtspunkten logisch.

So ist Silber noch nicht einmal ein essenzieller Stoff für den menschlichen Körper und an keinerlei Stoffwechselvorgängen beteiligt. Besonders kritisch zu sehen sind Aussagen mancher Hersteller von kolloidalem Silber bezüglich der Anwendung bei schweren Krankheiten. So behauptet ein mancher Anbieter von seinem Silber, es könne Krebs bekämpfen oder gar AIDS heilen. Solche Versprechungen sind mit äußerster Vorsicht zu genießen, gibt es doch keinerlei Beweise für sie. Es gilt bei allen schwereren Erkrankungen, aber auch bei allen Krankheitsbildern aus den Kapiteln zur Anwendung am Menschen, dass eine Behandlung mit Silberwasser nicht den Gang zum Arzt ersetzt.

Es stellt vielmehr eine erste Möglichkeit dar, sich der Erkrankung anzunehmen. Ebenso ist das Silber, wie bereits mehrmals erwähnt, vor allem zu einer unterstützenden Behandlung geeignet. Die Anwendung von Silber an Pflanzen und im Haushalt ist jedoch weniger kritisch zu betrachten. Einzig die Bedenken, die im Abschnitt zu den Folgen für die Umwelt bereits erörtert wurden, können hier ein Punkt sein, der einen davon abhalten kann, Silber im Alltag einzusetzen.

Herstellung und Verlag:

BoD – Books on Demand, Norderstedt

ISBN: 9783753422374

© Martina Kohl 2020

1. Auflage

Kontakt: Psiana eCom UG/ Berumer Str. 44/ 26844 Jemgum

Covergestaltung: Fenna Larsson

Coverfoto: depositphotos.com